www.ingramcontent.com/pod-product-compliance
Lightning Source LLC
Chambersburg PA
CBHW051320220526
45468CB00004B/1433
* 9 7 8 1 7 2 4 4 5 3 0 2 0 *